BEI GRIN MACHT SICH IHR WISSEN BEZAHLT

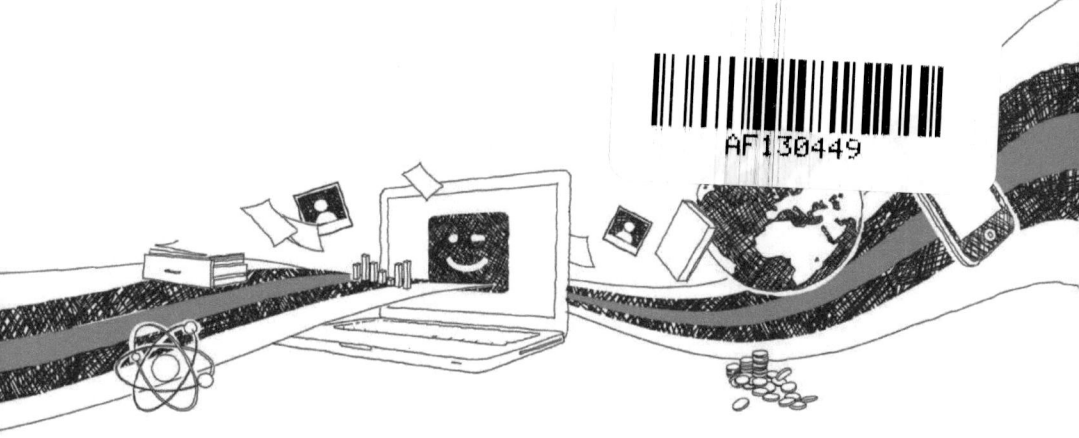

AF130449

- Wir veröffentlichen Ihre Hausarbeit,
  Bachelor- und Masterarbeit

- Ihr eigenes eBook und Buch -
  weltweit in allen wichtigen Shops

- Verdienen Sie an jedem Verkauf

Jetzt bei www.GRIN.com hochladen und kostenlos publizieren

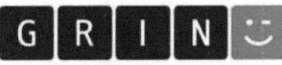

Ein Selbstversuch zur Ernährung mit lokalen Produkten in Wien und der Steiermark

Josef Wiedenhofer

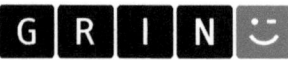

Bibliografische Information der Deutschen Nationalbibliothek:

Die Deutsche Nationalbibliothek verzeichnet diese Publikation in der Deutschen Nationalbibliografie; detaillierte bibliografische Daten sind im Internet über http://dnb.d-nb.de abrufbar.

ISBN: 9783389001080
Dieses Buch ist auch als E-Book erhältlich.

Druck und Bindung: Books on Demand GmbH, Norderstedt Germany
Gedruckt auf säurefreiem Papier aus verantwortungsvollen Quellen

Das vorliegende Werk wurde sorgfältig erarbeitet. Dennoch übernehmen Autoren und Verlag für die Richtigkeit von Angaben, Hinweisen, Links und Ratschlägen sowie eventuelle Druckfehler keine Haftung.

Das Buch bei GRIN: https://www.grin.com/document/1458895

Regionale Ernährung in der Steier-mark und in Wien – ein Selbstversuch

Seminararbeit aus Fachseminar Regionale Entwicklung zum Schwerpunktthema „Urbane Ernährungssysteme"

WIEDENHOFER Josef

Zusammenfassung (QB + JW)

Diese Seminararbeit beschäftigt sich mit der Durchführung eines Selbstversuches. Ziel war es herauszufinden, ob eine ausgewogene Ernährung, basierend auf ausschließlich regionalen Produkten in den Regionen Wien bzw. in der Steiermark im Zeitraum von sieben Tagen im Frühjahr möglich ist. Der Selbstversuch wird von zwei Probanden (einer pro Versuchsregion) durchgeführt. Die Ergebnisse zeigen, dass eine Ernährung mit regionalen Produkten in beiden Bundesländern in diesem Zeitraum möglich ist. Einige Barrieren, die im Vergleich zu herkömmlichen Bezugsquellen überwunden werden müssen, spiegeln sich in einer zeitintensiveren Lebensmittelbeschaffung, einem höheren Organisationsaufwand und in einer teils undurchsichtigen Lebensmittelkennzeichnung wider. Positiv anzumerken ist das durch den Versuch gestiegene Bewusstsein und das angeeignete Wissen über regionale Lebensmittel.

Schlagwörter: Regionale Ernährung, ausgewogene Ernährung, Saisonalität, Regionalität

Summary (QB)

This seminar paper deals with the implementation of a self-experiment. The aim was to find out whether a balanced diet based exclusively on regional products is possible in the regions of Vienna and Styria over a period of seven days in spring. The self-experiment is carried out by two subjects (one per experimental region). The results show that a diet with regional products is feasible in both provinces during this period. Some barriers that must be overcome in comparison to conventional sources of supply are reflected in a more elaborate purchase of food, a higher organizational effort and in a partly non-transparent food labelling. A positive aspect is the increased awareness and knowledge of regional foods acquired through the experiment.

Keywords: regional food, balanced diet, seasonality, regionality

Inhaltsverzeichnis

1. Einleitung (WJ)

Vielerlei Gründe haben in der jüngeren Vergangenheit zu einer regelrechten Gegenbewegung zur Globalisierung geführt. Selbst Produkte mit vermeintlich niedrigem Verarbeitungsgrad legen durch arbeitsteilige Prozesse weite Strecken rund um den Planeten zurück. Diese global nur schwer rückverfolgbaren Lieferketten, und das damit einhergehende Unwissen, woher Lebensmittel und deren Bestandteile ihren Ursprung haben, aber auch die durch Boulevard Medien forcierte Berichterstattung über Lebensmittelskandale, sowie der gestiegene Außer-Haus-Konsum hoch verarbeiteter Lebensmittel führt mittlerweile zu einer Rückbesinnung hinsichtlich des individuellen Lebensmittelbezuges (Ermann, 2005, S. 23).

Das steigende Angebot von alternativen Bezugsmöglichkeiten für Lebensmittel wie Wochenmärkte, Ab-Hof-Läden, Bauernläden, Food-Kooperationen und immer neue, facettenreiche Start-Up-Ideen bilden eine attraktive Alternative zum konventionellen Lebensmittelbezug und unterstützen den Trend der Entkoppelung von globalisierten Strukturen noch mehr. Bloß zu wissen, woher Lebensmittel stammen, ist für viele Konsument*innen einfach nicht mehr ausreichend. Ein persönlicher Bezug zu Produzent*innen, aber auch das soziokulturelle Zugehörigkeitsgefühl zu einer bestimmten Region wird durch den regionalen Lebensmittelbezug gestärkt und dient der Identifikation mit der lokalen Umwelt (Ermann et al., 2018, S. 52–60).

Zusätzlich angetrieben durch die Auswirkungen der weltweiten COVID-19 Pandemie und das damit verbundene „Abreißen" globaler, und zum Teil auch innerstaatlicher, Lieferketten, vor allem im Lebensmittelbereich, ist die regionale Lebensmittelversorgung noch mehr in den Fokus der breiten Öffentlichkeit gerückt (McKinsey Global Institute, 2020).

Diese Seminararbeit setzt sich mit dem Trend der Regionalisierung bzw. der zuvor genannten Rückbesinnung insofern auseinander, dass sich die Autoren selbst einem Versuch unterziehen werden und überprüfen, ob es möglich ist sich eine Woche lang ausschließlich mit lokalen Produkten aus den jeweiligen Bundesländern Wien bzw. Steiermark zu ernähren.

Vorliegende Seminararbeit ist im Rahmen des Masterstudiums Umwelt- und Bioressourcenmanagement im Sommersemester 2021, genauer im Zeitraum zwischen März und Mai 2021, im Zuge des Fachseminars 731.372 Regionale Entwicklung (SE) entstanden. Die Annäherung zum Schwerpunktthema „Urbane Ernährungssysteme" erfolgte im Rahmen der Einführungseinheit durch eine Gruppenarbeit bzw. durch individuelle Reflexion zum Themengebiet.

Angesichts der anhaltenden weltweiten COVID-19 Pandemie und den damit einhergehenden mehrphasigen Ausgangssperren („Lockdowns") war ein physisches Zusammentreffen der Autoren nicht möglich. Die gegenseitige Abstimmung zu dieser Seminararbeit, die Ausarbeitung des Entwurfes, so wie die Teilnahme an der Lehrveranstaltung selbst, war ausschließlich über digitale Kommunikationsmedien und Co-Working Tools möglich.

1.1. Ziele und Forschungsfragen (WJ)

Ziel dieser Arbeit ist einerseits sich mit der wissenschaftlichen Herangehensweise zur Methodik des Selbstversuches vertraut zu machen bzw. diese Forschungsmethode erfolgreich anzuwenden und andererseits über eben diesen Selbstversuch die folgenden Forschungsfragen zu beantworten:

- Ist eine ausgewogene Ernährung mit regionalen Produkten aus Wien bzw. der Steiermark im Frühjahr, im Untersuchungszeitraum von 7 Tagen, möglich?

- Welche Barrieren und Einschränkungen lassen sich dabei feststellen?

Nicht-Ziel des Versuches ist der persönliche Verzicht oder Enthaltsamkeit. Vielmehr sollen etwaige Mängel oder Nichtverfügbarkeiten beschrieben und dokumentiert werden.

1.2. Stand des Wissens (QB)

Während man in der wissenschaftlichen Literatur kaum Analysen über experimentelle Zugänge zu regionaler Ernährung findet, existieren in den Medien oder in Blogs eine Vielzahl von Berichten über Menschen, die sich einem Selbstexperiment unterzogen haben und sich dabei ausschließlich regional ernährten. Reporter*innen, Aktivist*innen und Konsument*innen aus allen Teilen der Welt haben sich die Frage gestellt, ob eine ausschließlich regionale möglich ist (Kirchdorfer, 2016, S. 22). Vor allem in Blogs oder Artikeln wird ausführlich dargestellt, mit welchen Herausforderungen die Versuchspersonen konfrontiert waren und welche Erkenntnisse sie gewonnen haben. So schreibt etwa Neal (2018), die sich über drei Wochen hinweg nur von Produkten aus einem 150-Kilometer-Radius ernährte, dass sich diese Umstellung enorm aufwendig hinsichtlich der Einkaufs- und Kochplanung darstellt. Gerade in einer Stadt sei eine Ernährung mit Produkten aus dem Umfeld unmöglich, auch, weil regionale Produkte wesentlich teurer sind. Die Ernährung eroberte ihren Alltag, fasst sie zusammen. Dennoch sei ihr Bewusstsein über die Regionalbilanz der Produkte gestiegen und auch saisonale Produkte wurden vermehrt beim Kochen eingesetzt.

Zu ähnlichen Ergebnissen kam Dörrer (2016). Auch bei ihr gestaltete sich das Einkaufen aufwendiger als sonst. Sie schreibt, dass lokal essen von Verzicht geprägt ist. Dennoch sei sie überrascht, was es im Winter auf den Wochenmärkten alles gäbe.

Neben diesen zwei deutschen Selbstversuchen fand sich auch ein österreichischer: Dorner (2020) versuchte, sich über drei Wochen hinweg mit Produkten zu ernähren, die im Umkreis von 66 Kilometern produziert wurde. Auch in ihrem Fazit schreibt sie, dass die Suche nach regionalen Lebensmitteln sehr zeitaufwendig ist – zumindest, wenn der Radius zu eng gewählt wird. Zudem sei die Herkunft für sie oft nicht nachvollziehbar. Anfahrtswege seien länger, Produkte teilweise teurer. Positiv merkt sie an, dass ihr Blick über den Tellerrand geschärft und auch häufiger selbst gekocht wurde.

In der Analyse von Kirchdorfer (2016, S. 70ff) wurden ähnliche Argumente genannt. So wurden unter anderem höhere Preise, größerer Zeitaufwand, höherer Organisationsbedarf, Saisonalität, mangelnde Kennzeichnung und der Verzicht auf bestimmte Produkte im Zusammenhang mit den Selbstexperimenten genannt. Bessere Qualität und Geschmack, Vertrauen, Transparenz, Umweltfreundlichkeit, persönliche Beziehung zu den Produzenten, Frische und die Unterstützung der heimischen Landwirtschaft bzw. Region wurden beispielsweise als Motive für die regionale Ernährung angegeben.

2. MATERIAL UND METHODE

2.1. Literaturrecherche (QB)

Neben dem Selbstversuch liegt dieser Arbeit auch eine Literaturrecherche zugrunde. Die Literatur wurde dabei mithilfe von verschiedenen Online-Datenbanken für wissenschaftliche Texte gesucht. Dabei kamen unter anderem Google Scholar, Boku-Litsearch und Springer-Link zum Einsatz. Als Quellen dienten Bücher, Journale und einzelne Papers. Wesentlich waren außerdem empirische Erhebungen sowie Umfragen.

Für die Suche wurden verschiedene Strategien verwendet. Gearbeitet wurde hierzu mit der Top-Down Strategie, dem Schneeballsystem und sinnvollen Schlüsselwortkombinationen. Da es gerade zum Thema Selbstversuch mit regionaler Ernährung kaum bis keine wissenschaftliche Literatur gibt, wurden zusätzlich einige Zeitungsartikel und Blogs eingearbeitet.

Als grober Anhaltspunkt für den eigenen Selbstversuch diente die Masterarbeit von Kirchdorfer (2016), die eine Reihe von Selbstversuchen in der Steiermark und in Salzburg analytisch untersuchte.

2.2. Selbstversuch (QB)

Im Zuge eines Selbstexperiments wird dieselbe Person in verschiedenen Kontexten und in unterschiedlichen Rahmenbedingungen untersucht. Der wesentliche Unterschied zu einem konventionellen Experiment ist jener, dass diese Person nicht von einer Forschungsperson von außen beobachtet wird, sondern das Untersuchungsobjekt und der Forschungsperson dieselbe Person darstellen. Dabei soll die Person einen Umstand untersuchen und eine Handlungspraxis auswählen, die sich vom eigenen Alltag bzw. dem eigenen Lebensstil unterscheidet. Der Wandel der Forschungsperson als gelebter, selbst-transformativer Prozess ist Teil des Untersuchungsgegenstandes. Das Hauptaugenmerk in einem Selbstexperiment liegt im ständigen Reflektieren der eigenen Handlungen, der Verhaltensänderung und des gesamten Forschungsprozesses durch den Forschenden. Die Erfahrungen werden durch entsprechende Selbstbefragung dokumentiert. Am Beginn des Selbstexperiments steht die Auswahl eines Themenbereichs, eine eigene Zielsetzung, das zeitliche Ausmaß und die Intensität des Versuchs. Es folgt eine Phase, in der es vordergründig um die Aneignung von Wissen darüber geht, wie die Änderung des Verhaltens in Bezug auf den Selbstversuch gelingen kann. In der Aktionsphase geht es dann tatsächlich um die Veränderung im Alltag und endet in einer umfassenden Reflexion (Zajak, 2018, S. 99ff).

Selbstexperimente können laut Roberts (2012, S. 1060) auch eine wichtige Nische füllen. Sie ermöglichen beispielsweise Experimente, die mit anderen Methoden möglicherweise nicht durchführbar gewesen wären. Dabei können sie überraschende Ergebnisse liefern, neue Ideen generieren und erlauben es auch, diese Ideen kostengünstig zu testen.

2.3. Bewertungsprotokoll und Leitfragen (QB + WJ)

Um eine einheitliche Erhebung in den beiden Versuchsregionen zu ermöglichen, wurde anhand von festgelegten Kriterien und Fragen ein Bewertungsprotokoll für die eingekauften Produkte erstellt (Tab. 1). Zusätzlich wurden auch Leitfragen erstellt, die die Verhaltensänderung der Probanden im Versuchszeitraum festhalten sollten.

Tab. 1: Bewertungsprotokoll (eigene Darstellung, 2021)

Bewertungsprotokoll – Lebensmitteleinkäufe Nr:						
Datum:			Versuchsregion:			
Produkt:	zurückgelegte Distanz:	Preis*[1]:	Frische und Qualität*[2]:	Herkunftskriterium*[3]:	Art des Geschäfts:	
Nicht erhältlich:			Nächstmöglicher Bezug:			

Persönliche Leitfragen, welche während dem Versuch zu beantworten sind:

- Wie fühle ich mich/wie geht es mir?
- Welchen Einfluss hat der Selbstversuch auf meinen Tagesablauf und auf meine Einkaufsgewohnheiten?
- Welchen Einfluss hat der Selbstversuch auf meine Ernährungsgewohnheiten?
- Welche Probleme haben sich bezüglich der Nachvollziehbarkeit der Herkunft ergeben?

3. THEORIE

In diesem Abschnitt werden drei essenzielle Begrifflichkeiten der Forschungsfragen aus Kapitel 1.1 Ziele und Forschungsfragen näher definiert. Anschließend wird ab Kapitel 3.4 die zeitliche und örtliche Eingrenzung vorgenommen und der Ablauf des Selbstversuchs definiert.

3.1. Regionalität (QB)

Der Begriff „Region" wurde ursprünglich von Geographen und Raumplanern verwendet. Erst in den 80er und 90er Jahren fand er Einzug in öffentlichen und wissenschaftlichen Diskursen (Ermann, 2005, S. 20). Obwohl er klare Vorstellungen und Assoziationen hervorruft, ist er an sich äußerst vage, unbestimmt und vieldeutig. Die mit Regionen befassten Raum- und Sozialwissenschaften interpretieren den Begriff verschieden und uneinheitlich. Einerseits werden Regionen als kleine, sub-nationale Territorien dargestellt und andererseits sind auch ganze Erdteile oder Kontinente gemeint, wenn beispielsweise von Erdregionen gesprochen wird (Büttner, 2013, S. 676). Der Duden definiert die Region als „durch bestimmte Merkmale (z.B. Klima, wirtschaftliche Struktur) gekennzeichneter räumlicher Bereich (a); in bestimmter Weise geprägtes, größeres Gebiet. „Die Regionalität stellt hier den Bezug zur Region her" (*Der Duden*, 2021).
In Bezug auf regionale Lebensmittel zeichnet sich der Begriff vor allem durch kürzere Warenketten und durch die geografische bzw. soziale Nähe zu Betrieben und Personen aus. Verschiedene Definitionen zeigen die vielfältige Auslegung des Regionalität-Begriffs bei Nahrungsmitteln. So sind es Produkte, bei denen Konsument*innen über Produktion, Verarbeitung und Vertrieb mitbestimmen können oder auch Produkte, bei denen sich Produzent*innen und Konsument*innen sozial nahestehen. Aber eben auch die räumliche Nähe der Produktion oder ein Herkunftsnachweis können in die Definition von regionalen Lebensmitteln fallen. (Ermann et al., 2018, S. 53f).

3.2. Saisonalität (QB)

Eine erste Annäherung an diesen Begriff soll wieder mittels Duden erfolgen. Dieser definiert die Saison als „...für etwas wichtigster Zeitabschnitt innerhalb eines Jahres, in dem etwas Bestimmtes am meisten vorhanden ist oder am häufigsten stattfindet, in dem die stärksten Aktivitäten entfaltet werden" (*Der Duden*, 2021).

Saisonal wird als „die Saison betreffend, von ihr bedingt" definiert (*Der Duden*, 2021). In Bezug dazu wird unter dem saisonalen Einkauf der Bezug von beispielsweise Obst und Gemüse verstanden, das in unserer Klimazone während der aktuellen Saison ausreifen kann. Durch die zunehmende Globalisierung der Märkte und dem Import von Lebensmitteln ist ehemalige

Saisonware mittlerweile oftmals ganzjährig vorhanden. Da der Selbstversuch allerdings an die zuvor beschriebene Regionalität gebunden ist, fallen importierte Güter weg und es ist notwendig, auf saisonale und regionale Produkte zurückzugreifen. Im Frühling sind hierbei robuste Sorten erhältlich, die in dieser Jahreszeit gute Wachstumsbedingungen vorfinden. Einen Überblick können, wie in Abb. 1 ersichtlich, Saisonkalender liefern, die über regional erhältliche und für die Saison typische Produkte informieren (Ahrens & Ahrens, 2014, S. 69ff).

Anmerkung der Redaktion: Die Abbildung wurde aus urheberrechtlichen Gründen entfernt.

Abb. 1: Saisonkalender für den Monat April (GEO.de, 2021)

3.3. Ausgewogene Ernährung (WJ)

Eine ausgewogene Ernährung versorgt den Körper mit allen notwendigen Nährstoffen. Jeder einzelne Nährstoff erfüllt lebenswichtige Funktionen im Organismus. Das richtige Verhältnis von Eiweiß, Fett und Kohlenhydraten, angemessenen Mengen an Vitaminen, Mineralstoffen und Spurenelementen sowie Wasser spielen aus ernährungsphysiologischer Sicht eine wichtige Rolle (ÖGE - Österreichische Gesellschaft für Ernährung, 2021).

Wissenschaftliche Empfehlungen für die Nährstoffe zur zitierten ausgewogenen Ernährung orientieren sich in Österreich an den D-A-CH Referenzwerten, welche im Verbund von der Deutschen, Österreichischen und Schweizer Gesellschaft für Ernährung erstellt werden. Diese Empfehlungen sind ursprünglich nährstoffbasiert formuliert und geben an, welche Menge von welchem Nährstoff in welcher Zeitspanne mit hoher Wahrscheinlichkeit zu mehr Gesundheit und Leistungsfähigkeit führt. Durch zuvor genannte Gesellschaften werden die nährstoffbasierten Referenzwerte auf lebensmittelbasierte Empfehlungen umformuliert, um diese praxistauglicher und vor allem allgemein verständlich der breiten Bevölkerung näher zu bringen (Elmadfa, 2015, S. 268).

Diese praxistaugliche Umwandlung wird anhand der folgenden beiden Abbildungen näher erklärt. Abb. 2 zeigt die österreichische Ernährungspyramide (AGES, 2020) und Abb. 3 zeigt den Ernährungskreis der DGE – Deutsche Gesellschaft für Ernährung (DGE, 2021).

Anmerkung der Redaktion: Die Abbildungen wurden
aus urheberrechtlichen Gründen entfernt.

Abb. 2: Österr. Ernährungspyramide (AGES, 2020)   Abb. 3: Der Ernährungskreis (DGE, 2021)

In beiden Darstellungen werden die Lebensmittel in sieben Nährstoffgruppen unterteilt, welche in der linken Spalte in Tab. 2 dargestellt sind. Aufbauend auf den zuvor genannten, lebensmittelbasierten Empfehlungen ergeben sich folgende Richtwerte für eine ausgewogene Ernährung (2, rechte Spalte).

Tab. 2:   Empfehlungen/Richtwerte für die 7 Nährstoffgruppen (eigene Darstellung)

Nährstoffgruppe	Empfehlung
Fettes, Süßes und Salziges	max. 1 Portion pro Tag
Fette und Öle	1-2 Esslöffel pro Tag
Fisch Fleisch, Wurst Eier	min. 1-2 Portionen Fisch pro Woche max. 3 Portionen fettarmes Fleisch, Wurst pro Woche rotes Fleisch seltener max. 3 Eier pro Woche
Milch und Milchprodukte	3 Portionen pro Tag (2x weiß, 1x gelb)
Getreide und Erdäpfel	4 Portionen pro Tag
Gemüse, Hülsenfrüchte und Obst	5 Portionen pro Tag (3x Gemüse, 2x Obst)
Alkoholfreie Getränke	1,5 Liter energiearme Getränke

3.4.   Versuchsaufbau (WJ)

In diesem Kapitel wird eine zeitliche und örtliche Eingrenzung des Selbstversuches vorgenommen. Anschließend wird der genaue Ablauf sowie die Dokumentation des Versuches erklärt.

3.4.1.   Zeitliche Eingrenzung (WJ)

Da die Zeitspanne von einem Monat zwischen Erstellung des Konzepts und der Abgabe des ersten Entwurfes dieser Seminararbeit relativ gering bemessen ist, wurde für die Durchführung des Selbstversuches ein relativ kurzes Intervall von sieben Tagen gewählt. Als Startzeitpunkt für die Versuchsanordnung wurde der Dienstag, 06.04.2021 und als letzter Tag der Montag, 12.04.2021 festgelegt. Die Wahl des Starttages fiel bewusst auf die Zeit nach Ostern, da die

Ernährungsweise in der Osterzeit, sowohl aufgrund der Fastenzeit als auch aufgrund der Feiertage für gewöhnlich vom durchschnittlichen Ernährungsverhalten abweicht.

3.4.2. Örtliche Eingrenzung (QB)

Als Versuchsregionen wurden die Bundesländer Steiermark und Wien ausgewählt. Ein wesentlicher Beweggrund für diese Auswahl war, dass die beiden Probanden ihren jeweiligen Lebensmittelpunkt in diesen Bundesländern haben. Darüber hinaus ließen die demografischen Unterschiede und die konträren landwirtschaftlichen Verhältnisse zwischen den beiden Bundesländern interessante Ergebnisse erwarten.

<u>Versuchsregion 1:</u> Die Steiermark ist das zweitgrößte Bundesland Österreichs und erstreckt sich auf über 16.400 Quadratkilometer. Rund 1,2 Millionen EinwohnerInnen verzeichnet sie auf dieser Fläche, woraus eine vergleichsweise niedrige Bevölkerungsdichte von ungefähr 74,7 Einwohner pro Quadratkilometer folgt (Mohr, 2019).
Landwirtschaftlich genutzt werden in der Steiermark circa 350.000 Hektar (Neissl, 2020). Bewirtschaftet wird diese Fläche von rund 36.500 Betrieben. In Bezug auf die Nutztiere überwiegt die Rinderhaltung mit 10.600 Betrieben, gefolgt von der Schweinehaltung mit 5.200 Betrieben, der Schafhaltung mit 3.200 Betrieben und der Hühnerhaltung mit 900 Betrieben. Die landwirtschaftliche Nutzfläche ist mit 223.000 Hektar vom Dauergrünland dominiert, 136.000 Hektar sind Ackerland, 8.500 Hektar entfallen auf die Obstanlagen und 4.600 Hektar auf die Weingärten. Am Acker wird, mit großem Abstand, Körnermais (45.500 Hektar) kultiviert, gefolgt von Weizen, Silomais, Öl-Kürbis, Sojabohne, Gerste, Klee, Äpfel, Wein und Triticale (4.550 Hektar). Der Feldgemüseanbau umfasst rund 1.600 Hektar (Landwirtschaftskammer Steiermark, 2020). In einer guten Versorgungslage ist die Steiermark bei Fleisch (Hühner, Rind und Schwein) sowie bei Eiern und Äpfeln. In diesen Bereichen kann die landwirtschaftliche Produktion den gesamten Eigenbedarf abdecken. Gut die Hälfte des Bedarfs kann sie bei Salaten selbst versorgen (LK Online, 2020).

<u>Versuchsregion 2:</u> Wien ist mit 414 Quadratkilometern zwar Österreichs kleinstes Bundesland, rangiert mit 1,9 Millionen Einwohnern aber klar auf Platz eins bezüglich der Bevölkerungsanzahl. Die Bevölkerungsdichte ist dementsprechend hoch, 4.600 Menschen leben in diesem Bundesland pro Quadratkilometer (Mohr, 2019).
In Wien werden in etwa 5.400 Hektar landwirtschaftlich genutzt (Landwirtschaftskammer Steiermark, 2020). 645 Betriebe bewirtschaften diese Fläche. Der Großteil davon entfällt auf den Gartengemüsebau (211), gefolgt von Weinbau (197) und Ackerbau (161). Relativ gering fällt der Anteil der Tierhaltungs- (16), Feldgemüsebau- (12) und der Obstbaubetriebe (8) aus. In Bezug auf die Fläche überwiegt das Ackerland (4.300 ha), gefolgt von Gartenbau (870 ha) und Weinbau (665 ha.).
Eine bedeutende Stellung hat Wien bei der regionalen Gemüseproduktion. Als einzige Millionenstadt weltweit kann sich Wien während der Saison selbst mit Gemüse versorgen. Dabei werden rund 40 verschiedene Sorten Gemüse angebaut, wovon der Großteil auf Tomaten, Gurken und Paprika entfällt. Produziert werden diese Lebensmittel hauptsächlich in Gewächshäusern. 2019 konnten dadurch über 70.000 Tonnen Gemüse geerntet werden. Auch Eier, Fisch und Kürbiskernöl gibt es in Wien. Neben diesen klassischen Erzeugnissen gibt es auch einige kreative bzw. untypische landwirtschaftliche Produkte wie Feigen, Speiseschnecken oder auch Austernpilze (Stadt Wien, 2010).

3.4.3. Restriktionen & Ausnahmen (WJ)

Grundsätzlich geht es bei der Durchführung des Selbstversuches darum zu klären, ob eine ausgewogene Ernährung unter den genannten Rahmenbedingungen möglich ist. Der Fokus des

Versuches liegt auf der Versorgung im eigenen Haushalt, der Außer-Haus-Konsum wird in diesem Experiment nicht miteinbezogen.

Als Nicht-Ziel des Versuches wurde zwar der persönliche Verzicht definiert. Aber aufgrund der Kürze der Versuchsdauer haben sich die Probanden, darauf geeinigt zumindest auf den Konsum von Lebensmittel, deren Rohstoffe in Österreich bzw. Mitteleuropa in der Regel importiert werden müssen, wie zum Beispiel Kaffee, Kakao, Bananen, etc. zu verzichten.

Des Weiteren wurde für die Versuchsregion 2 (Wien) das Wiener Leitungswasser als Ausnahme festgelegt. Da dieses genau genommen seinen Ursprung nicht in Wien, sondern in den niederösterreichisch-steirischen Alpen hat und über die Hochquellwasserleitungen nach Wien transportiert wird (*Der Weg Des Wiener Wassers in Die Stadt*, 2011). Als zweite wesentliche Ausnahme wurde der Konsum von Speisesalz bzw. dessen Einsatz zur Speisenwürze definiert, da es einen essentiellen Mineralstoff für den menschlichen Körper darstellt, welcher nicht selbst gebildet, sondern durch die Nahrung aufgenommen werden muss (NetDoktor GmbH, 2021).

3.4.4.   Ablauf und Dokumentation des Versuches (WJ)

Der zeitliche Ablauf des Selbstversuches wird in vier Phasen aufgeteilt, wobei Phase 1 und 2 die Planung betreffen und Phase 3 und 4 die Umsetzung des Versuches darstellen.

Phase 1: Erstellung Einkaufsliste
Anhand der Definition von ausgewogener Ernährung in Kapitel 3.3 wird eine grob, nach den genannten Produktkategorien in Tab. 2 strukturierte, Einkaufsliste erstellt.

Phase 2: Beschaffungsanalyse
Basierend auf der Einkaufsliste aus Phase 1 wird recherchiert, ob und wenn ja, wo die entsprechenden Produkte unter Einhaltung der zuvor definierten Prämissen bezogen werden können.

Phase 3: Beschaffung
In Phase 3 erfolgt der Einkauf beziehungsweise ein etwaiger andersartiger Bezug (Eigenanbau, Kräuter sammeln, etc.).

Phase 4: Bewertung und Analyse
In der Phase 4 wurden die Produkte mithilfe der Tabelle 1 bewertet und die Leitfragen aus Kapitel 2.3 beantwortet.

3.4.5.   Beschreibung Probanden (QB + WJ)

Da lt. Ermann (2006) der individuelle Lebensmittelbezug eng mit der sozio-kulturellen Herkunft korreliert, wird im Folgenden kurz auf Herkunft, Haushaltsgröße, Ernährungsgewohnheiten, etc. eingegangen.

Versuchsperson 1 stammt aus der Gemeinde St. Marein-Feistritz im Bezirk Murtal in der Steiermark, wo zumindest die Wochenenden und die Ferien noch regelmäßig verbracht werden. Aufgrund von Studium und Beruf wohnt Versuchsperson 1 ansonsten in einer Studenten-WG in Wien. Die Eltern bewirtschaften in der Steiermark einen landwirtschaftlichen Bio-Betrieb mit Milchviehhaltung. Vier Personen leben auf diesem Hof. Milch wird grundsätzlich vom eigenen Betrieb bezogen, gelegentlich werden auch Milchprodukte wie Butter, Joghurt und Käse, teilweise auch Brot selbst hergestellt. Während den Sommermonaten wird auch einiges an Gemüse im eigenen Garten angebaut. Fleisch und Getreide kommt von Direktvermarktern oder kleinen Fleischereien. Die restlichen Lebensmittel werden von Lebensmittelhändlern bezogen, wobei zumindest auf eine österreichische Herkunft (sofern verfügbar) geachtet wird. Gegessen wird grundsätzlich alles, auch durch Allergien gibt es keine Einschränkungen bei der Ernährung.

Versuchsperson 2 lebt seit 14 Jahren in Wien, kommt aber ursprünglich aus dem Nordburgenland. Durch den großelterlichen Weinbaubetrieb und Heurigen, sowie die dazugehörige Fleischhauerei ist ein landwirtschaftlicher Bezug vorhanden. Durch diesen Bezug ist bereits in der Kindheit und Jugend ein Grundverständnis dafür vorhanden, dass ein Tier, wenn es geschlachtet wird, "from nose to tail" verarbeitet wird. Dementsprechend ist Versuchsperson 2 omnivor vorgeprägt. Bei Versuchsperson 2 gibt es keine bekannten Lebensmittelunverträglichkeiten oder Allergien. Proband 2 lebt in einem Zweipersonenhaushalt, wobei beide Personen für den Lebensmitteleinkauf verantwortlich sind. Beide Personen arbeiten als Vollzeitbeschäftige (Lehrerin und leitender Angestellter) und gehen parallel zum Hauptberuf einem Vollzeit Masterstudium nach. Zu Mittag wird meist in der Arbeitsstätte gegessen. Es wird vor allem unter der Woche überwiegend in konventionellen Supermärkten eingekauft und auf eine österreichische Herkunft von Lebensmitteln geachtet. Am Wochenende werden meist lokale (Bauern-) märkte besucht bzw. in einem burgenländischen Hofladen im 17. Bezirk eingekauft. Fleisch und Wurstwaren werden meist vom lokalen Fleischhauer bezogen.

3.5.   Analyse (QB + WJ)

Im folgenden Kapitel erfolgt die Analyse des Selbstversuches. Die Analyse orientiert sich ebenfalls an der zuvor genannten Einteilung der Produktgruppen. Die zu Grunde liegenden Bewertungsprotokolle befinden sich im Anhang dieser Seminararbeit. Die Abb. 4 gibt einen grafischen Überblick zu Verfügbarkeit der jeweiligen Produktkategorien in der jeweiligen Region. Zu Illustration wurde eine simple Ampelfarbenlogik von Rot (nicht verfügbar) über Gelb (eingeschränkt verfügbar) bis zu Grün (gut verfügbar) bzw. ein fließender Übergang zwischen den genannten Farben gewählt.

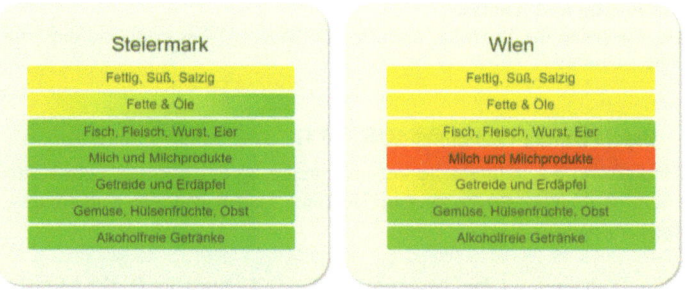

Abb. 4:   Grafische Darstellung der Verfügbarkeiten (eigene Darstellung)

3.5.1.   Fettes, Süßes und Salziges

In Versuchsregion 1 konnte mit dem Produkt "Steirerpop", (Popcorn, bei dem zu 100 Prozent steirischer Popmais verwendet wird) ein salziger Snack gefunden werden. Um Zucker zu substituieren, wurde Honig eingesetzt.

In Versuchsregion 2 war die Verfügbarkeit von Snacks zum Beispiel in Form von getrockneten Apfelchips oder gesalzenen Kürbiskernen gegeben. Der Ersatz von Süßungsmitteln war relativ einfach durch in der Stadt Wien produzierten Honig zu decken. Im Zuge der Recherche wurde festgestellt, dass am Wiener Stadtgebiet rd. 700 Imker*innen tätig sind (Landesverband für Bienenzucht in Wien, 2021).

3.5.2.   Fette und Öle

Der Bedarf an Fetten und Ölen wurde weitgehend durch Butter und Kürbiskernöl gedeckt. Mit 9.300 ha Anbaufläche hält die Steiermark nach Niederösterreich den größten Anteil an der österreichischen Ölkürbisproduktion (Statistik Austria, 2020). Neben dem Kürbiskernöl war nur noch Leinöl verfügbar. Bratöle waren nicht erhältlich.

Im Wiener Stadtgebiet konnte ein Produzent für Bio-Sonnenblumenöl gefunden werden. Besonders erwähnenswert ist, dass dieser Produzent unter anderem auch Wiener Bio-Kürbiskernöl herstellt. Ein Produkt, für welches eigentlich die Steiermark überregional bekannt ist. Somit war die Versorgung mit Öl sowohl zum Anbraten von Speisen als auch für Salate gegeben.

3.5.3.   Fisch, Fleisch, Wurst, Eier

Fleisch und Wurstwaren sind in der Steiermark grundsätzlich gut erhältlich. Einige Fleischereien und Direktvermarkter hatten im Versuchszeitraum allerdings geschlossen. Laut Nachfrage sei der Absatz unmittelbar nach Ostern gering, wodurch der Betriebsurlaub in diese Zeit gelegt wird. Dennoch konnte ein Fleischer gefunden werden, der die Schweine laut Auskunft aus dem steirischen Thermenland bezieht. Auch Eier waren erhältlich. Fisch gibt es auch (z.B. https://www.michis-frische-fische.at/), wurde im Versuchszeitraum allerdings nicht gekauft.

Versuchsregion 2: In Wien produzierte Eier werden vor allem in den ländlicheren Bezirken angeboten. Auch ein Trend zur Hühnerhaltung in der Stadt lässt sich feststellen (Stranig, 2017). Während des Versuches wurden Eier über den Automaten eines Hofladens bezogen. In Wien existiert noch eine Vielzahl kleiner Fleischhauereien, welche Fleisch und Wurstprodukte noch zu einem großen Anteil selbst herstellen. Einige wenige bewerben sogar explizit die Eigenschlachtung vor Ort. Da die Zahl der Betriebe mit Nutztierhaltung am Wiener Stadtgebiet aber vergleichsweise gering ist, kommen die Tiere meist aus dem angrenzenden Niederösterreich. Zwei interessante Produkte, wurden im Zuge des Versuchs (wieder-) entdeckt: Wels und Schnecken. Seit einigen Jahren sind in Wien von der Schnecken Manufaktur Gugumuck eigens gezüchtete Speiseschnecken erhältlich. Die zweite Überraschung war Wiener Wels Filet, gezüchtet in einer regionalen Aquaponik-Kultur[1].

3.5.4.   Milch und Milchprodukte

Rund 4.500 Milchbäuerinnen und Milchbauern versorgen die Versuchsregion 1 Milch und Milchprodukten (LK Online, 2020). Dementsprechend gut war auch die Verfügbarkeit von beispielsweise Käse, Butter, Rahm und Joghurt.

In Versuchsregion 2 konnten keine Milch- oder Milchprodukte gefunden werden, welche innerhalb der Versuchsregion produziert werden. Es gibt zwar einige wenige Milchkühe in Wien, deren Anzahl ist aber so verschwindend gering, dass diese von der Statistik Austria mit Niederösterreich gemeinsam erfasst werden (Statistik Austria, 2019). Um 1900 gab es einige Molkereien in Wien, die letzte verbleibende wurde aber 1997 geschlossen (Gerges, 2018). Die nächstmögliche Bezugsquelle außerhalb der Versuchsregion befindet sich 1,6 km entfernt, außerhalb der Wiener Stadtgrenze in Niederösterreich.

3.5.5. Getreide und Erdäpfel

Steirische Erdäpfel und Mehl waren durch Hofläden und Supermärkte gut verfügbar. Ebenso Nudeln, wenngleich die Herkunft der Zutaten nicht eindeutig zuordenbar war. Besonders überraschend war es, dass sogar steirischer Reis erhältlich ist. Laut Recherchen begann Landwirt Ewald Fröhlich aus dem Bezirk Südoststeiermark erstmalig 2014 mit der Aussaat von Trockenreis. Mittlerweile beträgt die Ernte bereits fünf Tonnen jährlich (ORF, 2020).

Auch erwähnenswert ist an dieser Stelle ein scheinbar steirisches Bio-Müsli, das in einem Regionalregal eines Lebensmittelhändlers zu finden war. Das Produkt war mit einer steirischen Adresse und dem Vermerk "Hergestellt und abgefüllt in Österreich" versehen. Da es sich um ein Bio-Produkt handelt, ist ein Herkunftsnachweis über die Ergänzung unter dem EU-Bio Logo möglich. Auf besagtem Produkt war "EU-/Nicht-EU-Landwirtschaft" aufgedruckt. Diese Kennzeichnung bedeutet, dass die Zutaten teilweise in der EU und teilweise außerhalb der EU angebaut wurden. Zum Vergleich: Beim Aufdruck "Österreich" müssten mindestens 98% der Zutaten österreichischen, bei "EU-Landwirtschaft" mindestens 98% EU-Ursprung haben (Kommunikationsplattform VerbraucherInnengesundheit, 2020). Es ist zwar möglich, dass auch steirische Zutaten verwendet wurden, der Großteil davon hat sein Anbaugebiet aber allenfalls außerhalb von Österreich.

Der Bedarf an Erdäpfel konnte in Versuchsregion 2 relativ einfach durch den Bezug von lokalen Landwirt*innen gedeckt werden (siehe folgendes Kapitel 0). Getreide wird innerhalb des Stadtgebietes auf rd. 4500 ha angebaut. Allerdings wird das Getreide zur Mehlproduktion größtenteils in einer der zwei Mühlen, welche sich rd. 500 m außerhalb der Stadtgrenze von Wien in Rannersdorf bzw. Schwechat befinden, vermahlen. Im Gegenzug dazu verbleibt Getreide zum Bierbrauen bzw. Malz zum Backen am Wiener Stadtgebiet und wird in der Stadtlauer Malzfabrik gemälzt. Durch eine lokale Nudelmanufaktur war es möglich frisch und lokal hergestellte Nudeln zu beziehen. Allerdings wurden diese Nudeln im Bewertungsbogen mit "weitgehend nachvollziehbar" klassifiziert, da die verwendeten Rohstoffe zwar zu 100% aus Österreich, aber nicht gesichert zu 100% aus Wien stammen.

3.5.6. Gemüse, Hülsenfrüchte und Obst

Wie auch am Saisonkalender in Abb. 1 ersichtlich, ist die Auswahl von frischem Obst und Gemüse um diese Jahreszeit überschaubar. Dennoch waren als Lagerware z.B. Kartoffeln, Zwiebeln, Knoblauch, Kürbis, Sellerie, Weißkraut oder auch Äpfel erhältlich. Frisch hingegen standen diverse Salate, Radieschen und Tomaten zur Verfügung. Die Auswahl an heimischem Gemüse war hierbei in Hofläden oder Bauernmärkten einerseits größer als bei klassischen Lebensmittelhändlern und auch die Qualität bzw. Frische war, subjektiv wahrgenommen, besser.

Wie in Kapitel 3.4.2 erwähnt, ist die Stadt Wien die einzige Millionenstadt weltweit, welche ihren Gemüsebedarf in der Hauptsaison zu 100% selbst decken kann. Dementsprechend ist die Verfügbarkeit von Gemüse und Obst auch im Frühjahr ausreichend gewährleistet, beziehungsweise relativ einfach möglich. Riesige Gewächshausanlagen in den großen Flächenbezirken 21. und 22. sorgen für eine ganzjährige Verfügbarkeit von Salat, Gurken, Tomaten, Karotten, Paprika, Radieschen, Kraut, Kohl, Suppengrün, Kräutern, Äpfel, Birnen und vielem mehr. Die Landwirt*innen betreiben nicht nur Hofläden vor Ort, sondern auch eigene Online-Shops oder sind mit ihren Produkten bei etablierten Lebensmittelzustellern gelistet, was den Bezug vor allem innerstädtisch wesentlich erleichtert. Ein Pilzaufstrich aus Austernpilzen, welche in Wien auf Kaffeesatz gezüchtet werden, war einfach und direkt über dessen Produzent*innen zu beziehen. Durch, in der Wohnung angebauter Kresse und Schnittlauch, sowie bei einer

Wanderung am Wilhelminenberg frisch gepflücktem Bärlauch konnte die ohnehin große Verfügbarkeit an Produkten noch weiter ergänzt werden.

3.5.7.   Alkoholfreie Getränke

In Versuchsregion 1 wurden alkoholfreie Getränke in erster Linie in Form von Wasser abgedeckt. Daneben wurden beispielsweise Karotten-Apfelsaft oder auch Traubensaft konsumiert. Als Ersatz für Kaffee wurde ein Kräutertee eingesetzt.

In Wien wurde die Verfügbarkeit von alkoholfreien Getränken vorwiegend durch Obst- und Gemüsesäfte der Wiener Landwirt*innen abgedeckt, sowie durch die Nebenprodukte der Weinerzeugung Traubensaft und Verjus[2], welche durch die zahlreichen Wiener Winzer*innen, sowohl Ab-Hof als auch in Regionalregalen konventioneller Supermärkte angeboten werden.

4. DISKUSSION (QB + WJ)

Die nachstehenden Leitfragen haben die Probanden während ihres Selbstversuchs gestellt und sollen dokumentieren, inwieweit sich das Verhalten im Versuchszeitraum im Vergleich zum normalen Alltag unterschieden hat. Die Fragen werden aus der Sicht des jeweiligen Probanden beantwortet.

4.1.   Beantwortung der Leitfragen

Wie fühle ich mich/wie geht es mir?
Proband 1: Grundsätzlich ist es mir in der gesamten Versuchswoche recht gut gegangen. Die meisten gewünschten Produkte waren gut verfügbar, wodurch ich auf wenig verzichten musste. Einzig der notwendige Wechsel von Kaffee auf Kräutertee stellte eine gewisse Herausforderung bzw. Überwindung dar. Die ersten paar Tage war ich deswegen gefühlt auch öfter müde, als gewohnt. Gegen Mitte des Versuchszeitraums legte sich aber auch das.

Proband 2: Die anfängliche Befürchtung eine Woche lang auf gewisse Dinge verzichten zu müssen bzw. die weitgehende Unkenntnis über alternative Lebensmittelbezüge schlug nach der persönlichen Recherche sehr schnell in Zuversicht um. Durch wiederkehrende kleine Erfolge bzw. positive Überraschungen im Sinne von nicht geahnten Verfügbarkeiten von bestimmten Lebensmitteln war ab Tag 2 eine wachsende Zuversicht spürbar. Interessanterweise machte sich der Verzicht auf Kaffee oder den geliebten grünen Tee überhaupt nicht bemerkbar.

Welchen Einfluss hat der Selbstversuch auf meinen Tagesablauf und auf meine Einkaufgewohnheiten?
Proband 1: Wie vergangene Selbstversuche im Punkt 1.4 gezeigt haben, war auch bei mir die Planung von Einkäufen und der zu kochenden Menüs zeitaufwendiger als bisher. Das lag einerseits an der vorher notwendigen Recherche, wo welche Produkte zu erhalten sind, als auch an den häufigeren und längeren Einkäufen an sich. Es mussten auch mehrere Geschäfte und angefahren werden als sonst üblich. Die zurückgelegten Distanzen (mit Ausnahme der zusätzlich notwendigen Fahrten) verlängerten sich nicht wesentlich. Eher im Gegenteil, da ich auch mir bislang unbekannte Läden entdeckt habe, die in meiner näheren Umgebung zu finden sind. Auch, da das Kochen und der Einkauf bei uns für gewöhnlich für den gesamten Haushalt durchgeführt wird und das diesmal weitgehend für eine Person organisiert werden musste, war das herausfordernder als bislang. Bei den Produktpreisen konnte ich zwei verschiedene Trends feststellen: Regionale Lebensmittel, die stärker ver- bzw. bearbeitet wurden (z.B. Tomatensoße,

14

Nudeln, Reis, Essiggurken), waren teurer als die Alternativen. Urprodukte unterschieden sich hingegen nicht wesentlich.

Proband 2: Schon in der 1. Phase des Versuchs zeichnete sich ab: Ohne ausführlicher Recherche und vorausschauende Planung geht nichts. Durch den Versuch wurde über das Thema Lebensmittel grundsätzlich wesentlich intensiver als bisher nachgedacht. Da einige Bezugsquellen direkt am Stadtrand von Wien lagen, musste ungewohnter Weise einerseits zum Teil auf den PKW zurückgegriffen (z.B.: Hin- und Rückfahrt in Summe über 50 km) werden und andererseits für manche Einkäufe ein 2-stündiges Zeitfenster im Tagesablauf gefunden werden. Zusammenfassend veränderte sich die zurückgelegte Distanz erheblich und die zum Einkauf aufgewandte Zeit ebenso. Allgemein betrachtet wurden wesentlich mehr frische und unverarbeitete Lebensmittel gekauft, als das sonst der Fall gewesen wäre.

Preislich zeichnete sich erwartungsgemäß ab, dass die gekauften Produkte nicht mit den Preisen von konventionellen Produkten aus Supermärkten mithalten konnten. Rückwirkend betrachtet, wurde der höhere Preis aber durch die geschmacklich höherwertige Qualität der Produkte ausgeglichen. Da zu Versuchszwecken mehr Lebensmittel gekauft wurden, als für den Zeitraum einer Woche nötig gewesen wären, lässt sich rückblickend zum Teil auch eine längere Haltbarkeit bestimmter Lebensmittel (v.a. Gemüse und Obst) feststellen.

Welchen Einfluss hat der Selbstversuch auf meine Ernährungsgewohnheiten?
Proband 1: Wesentliche Änderungen hinsichtlich der Ernährungsgewohnheiten hat es nicht gegeben. Der Anteil an stark verarbeiteten Produkten sank ein wenig und es wurden vermehrt frische Zutaten verwendet. Reduziert wurden Snacks und Süßigkeiten, dafür wurden beispielsweise häufiger Joghurt konsumiert. Generell nahm ich das Essen viel bewusster wahr und beschäftigte mich auch stärker und intensiver mit Lebensmitteln, als ich das sonst tun würde.

Proband 2: Auch bei Proband 2 veränderte sich die Ernährung in eine ähnliche Richtung. Snacks und hoch verarbeitete Lebensmittel wurden auf nahezu null reduziert. Im Gegenzug erhöhte sich der tägliche Gemüsekonsum signifikant und entsprach, vermutlich zum ersten Mal überhaupt, den Empfehlungen lt. Ernährungspyramide der AGES (2020). Auf ansonsten täglich konsumierten Tee und Kaffee wurde verzichtet. Ebenso wurde auf den Konsum von alkoholischen Genussmitteln verzichtet. Auf diesem Sektor gäbe es zwar in beiden Versuchsregionen eine sehr hohe Anzahl an regional produzierenden Brauereien, Winzern und Schnapsbrennern, diese Produkte zählen aber per Definition nicht zu den zuvor vorgestellten Produktkategorien einer gesunden und ausgewogenen Ernährung (Kapitel 3.3).

Welche Probleme haben sich bezüglich der Nachvollziehbarkeit der Herkunft ergeben?
Proband 1: Ein Problem habe ich bereits unter 3.5.5 beschrieben. Bei verarbeiteten Produkten, oder welchen mit vielen Zutaten, ist die Herkunft der einzelnen Inhaltsstoffe oft nicht erkennbar. Angeben wird meist nur der Verarbeitungsort. In Lebensmittelgeschäften beschränkt sich der Nachweis bei Gemüse und Obst größtenteils auf das Herkunftsland. In den Regionalregalen ist die Kennzeichnung teilweise besser, wenngleich sich auch hier die oben dargestellten Schwierigkeiten ergeben haben. Weitgehend transparent war hingegen die Nachvollziehbarkeit der Herkunft in den besuchten Hofläden, Fleischereien und Bauernmärkten. Entweder fanden sich direkt auf den Produkten Hinweise, oder aber die VerkäuferInnen konnten darüber Auskunft geben.

Proband 2: Wie bereits erwähnt, ergaben sich Probleme der Nachvollziehbarkeit meist bei verarbeiteten Lebensmitteln (Brot, Nudeln, etc.), da hier genau genommen jeder Inhaltsstoff auf Regionalität überprüft werden müsste. Als Beispiel sei hier der Schnitten-Hersteller Manner genannt, welcher mitten in der Stadt Wien produziert, aber eben Rohstoffe wie Kakao, Palmöl,

Kokosfett nach Österreich importieren muss (Manner, 2021). Ebenso wurde bereits erwähnt, dass Erzeuger bzw. Verarbeiter einiger Produktgruppen nur wenige 100 m außerhalb des Wiener Stadtgebietes produzieren. Diese gehören zwar administrativ zum Land Niederösterreich, bewerben sehr wohl aber ihre Herkunft mit der Stadt Wien, um die überregionale Bekanntheit von Wien zu Vermarktungszwecken zu nutzen.

4.2. Beantwortung der Forschungsfragen (QB + WJ)

Versuchsregion 1: Eine ausgewogene Ernährung war in der Steiermark während des Selbstversuchs möglich. Alle Produkte, die in Tabelle 2 gelistet sind, waren im Versuchszeitraum in den empfohlenen Mengen erhältlich und konnten auch in diesem Umfang (ausgenommen ist Fisch, der zwar erhältlich wäre, aber nicht eingekauft wurde) konsumiert werden. Etwas eingeschränkt war das Angebot an verschiedenen Gemüse- und Obstsorten, wodurch die Ernährung zwar ausgewogen, aber auf Dauer in dieser Saison nicht besonders abwechslungsreich wäre. Ein notwendiger Verzicht auf bestimmte Produkte (mit Ausnahme von Kaffee), wie er von Dörrer (2016) oder Kirchdorfer (2016) unter 1.2 dargestellt wurde, konnte nicht festgestellt werden.

Bezüglich den Barrieren wie höherer Organisationsaufwand bei der Ernährungsplanung und auch den zeitintensiveren Einkäufen, wie es etwa Neal (2018) oder Dorner (2020) schreiben, gibt es Parallelen. So war erstmalig vor dem Einkauf eine Recherche notwendig, um herauszufinden, wo welche Lebensmittel erhältlich sind. Zusätzlich mussten mehrere Geschäfte angefahren werden, wodurch auch das Einkaufen an sich länger dauerte. Schwierig gestaltete sich in manchen Bereichen auch die Nachvollziehbarkeit der Herkunft, wie es auch Dorner (2020) festgestellt hat. Wie in 3.5.5 ausführlich beschrieben, waren es hier vor allem die verarbeiteten Produkte mit vielen Zutaten, bei denen der Ursprung uneindeutig war. Dass regionale Lebensmittel grundsätzlich teurer sind, wie teilweise von Kirchdorfer (2016) erhoben, konnte nicht bestätigt werden.

Versuchsregion 2: Neal (2018) schreibt, dass eine regionale Ernährung in der Stadt nicht möglich ist. Den, diesem Schluss zu Grunde liegenden, Versuch hat sie in Berlin durchgeführt. In Wien konnte allerdings Gegenteiliges festgestellt werden. Das liegt einerseits auch an der, wie in 3.4.2 und 0 beschriebenen, guten Selbstversorgung mit Gemüse innerhalb des Stadtgebiets, aber auch an den zur Stadt gehörenden großzügigen land- und forstwirtschaftlichen Nutzflächen. Unter Einbeziehung „grenznaher" Lebensmittelproduzenten (Distanz zur Stadtgrenze < 1,6 km) kann in Wien eine ausgewogene Ernährung mit regionalen Produkten im Frühjahr gewährleistet werden. Als Barrieren und Einschränkungen lassen sich in Wien ähnlich zu Versuchsregion 1 der höherer Recherche-, Organisation- und Zeitaufwand feststellen, wobei der größte Rechercheaufwand einmalig zu Beginn der Alternativsuche anfällt (vgl. Dorner, 2020). Diese Erkenntnis deckt sich nicht nur mit Dorner sondern auch mit den Ergebnissen von Kirchdorfer (2016, 70 ff). Zum Erreichen einiger Hofläden ist ein PKW erforderlich, da ein Wocheneinkauf für einen mehrköpfigen Haushalt nur umständlich mit öffentlichen Verkehrsmitteln bewältigt werden kann. Wie bei Dörrer (2016) ist regionale Ernährung mit guter Planung und Logistik verbunden. Alternativ kann in Wien auch auf diverse Lieferdienste zurückgegriffen werden. Auch konventionelle Supermärkte haben den Trend zur Regionalität in ihre Verkaufskonzepte integriert. Allerdings wird dort der Begriff der Regionalität zumeist mit Österreich als Herkunftsland gleichgesetzt. Obwohl in grenznahen Regionen in vielen Fällen eine Versorgung aus dem Ausland als „regionaler" einzustufen wäre, als zum Beispiel der innerstaatliche Bezug von Vorarlberger Bergkäse im Südburgenland (vgl. Kirchdorfer, 2016).

5. FAZIT UND AUSBLICK (WJ)

Auch das kurz angesetzte Experiment des Selbstversuches brachte einige interessante Erkenntnisse zu Tage. Bereits die ersten beiden Phasen des Versuchs, in der die Aneignung von Wissen über mögliche Bezugsquellen für regionale Produkte und die damit einhergehende intensive Erforschung der regionalen Umwelt vordergründig war, bot den Probanden die zum Teil überraschende Erkenntnis, welche Vielfalt an Lebensmitteln in ihrer unmittelbaren Umgebung abseits der konventionellen Supermärkte angeboten wird.

Dass zur regionalen Versorgung in der Stadt Wien, welche über ein ausgezeichnetes System an öffentlichen Verkehrsmitteln verfügt, selbst für einen kurzen Zeitraum von einer Woche unzählige Kilometer innerhalb des Stadtgebietes zurückgelegt werden müssen ist natürlich durchaus kritisch zu betrachten. Vor allem, ist anzumerken, dass zum Erreichen der Hofläden der großen Gemüseproduzenten am Rand des Stadtgebietes, in den großen Flächenbezirken, ein Fahrzeug notwendig ist um die Selbstversorgung alltagstauglich sicher zu stellen.

Auch in der Steiermark ist für die Lebensmittelversorgung, zumindest in den peripheren Regionen, ein PKW unerlässlich. Da allerdings generell zum Einkaufen das eigene Auto verwendet wird, ergab sich durch den Selbstversuch zumindest kein Unterschied zur gewohnten Situation. Völlig außer Acht blieb im Zuge des Versuchs, welche Wege die Produkte in der Steiermark zurückgelegt haben. Die Versuchsregion beschränkte sich auf das Bundesland. Es könnte aber durchaus sein, dass Produkte aus den umliegenden Bundesländern innerhalb kürzerer Distanzen erhältlich wären.

Im Hinblick auf die regionale Abgrenzung wurde in Versuchsregion 2 (Wien) schnell klar, dass eine ausgewogene, regionale Ernährung erst dann zu 100% möglich ist, wenn die zuvor definierte Abgrenzung analog der Bundeslandgrenzen von Wien aufgeweicht wird. Regionale Produkte aus dem angrenzenden Niederösterreich sind oft mit weniger Aufwand zu beziehen als gleichwertige Produkte, welche in Wien hergestellt wurden.

Die Erkenntnis daraus ist, dass für etwaige Folgeversuche in einem vergleichsweise kleinem Land wie Österreich, Regionalität nicht über künstlich geschaffene bzw. administrative Bundeslandgrenzen, sondern über die zahlreichen, in sich sozio-kulturell homogenen, Gebiete definiert werden sollte.

Abgesehen von der Neudefinition der regionalen Abgrenzung an sich sollte der Versuch noch in weiteren, verschiedenartigen Regionen durchgeführt werden. Außerdem sollte für den Selbstversuch, um ein aussagekräftiges Forschungsergebnis zu erhalten, einerseits ein längerer Versuchszeitraum gewählt werden und andererseits sollte versucht werden, die Ergebnisse in allen anderen Jahreszeiten zu reproduzieren.

Um ein ausreichend valides Ergebnis zu generieren, sollte eine größere Versuchsreihe mit heterogenen Proband*innen, welche sich in Alter, Herkunft, Ernährungsweise, Haushaltsgröße und Lebensmittelunverträglichkeiten sowie etwaigen, hier nicht näher genannten, Merkmalen stärker diversifizieren lassen.

Abschließend bleibt noch festzuhalten, dass die schrittweise Rückbesinnung auf eine regionale und damit einhergehende umweltverträglichere Ernährungsweise auf jeden Fall gut zu heißen ist, allerdings noch viel, viel mehr unternommen werden muss, um die Bereitschaft für den bevorzugten Bezug regionaler Lebensmittel in der breiten Öffentlichkeit zu erhöhen.

Abkürzungsverzeichnis

AGES   Agentur für Ernährung und Gesundheit

COVID-19   Corona Virus Disease 2019

D-A-CH   Deutschland, Österreich, Schweiz

DGE   Deutsche Gesellschaft für Ernährung

ÖGE   Österreichische Gesellschaft für Ernährung

Abbildungsverzeichnis

Tabellenverzeichnis

Literaturverzeichnis

AGES. (2020). *Die Österreichische Ernährungspyramide*. Bundesministerium für Soziales, Gesundheit, Pflege und Konsumentenschutz. https://www.ages.at/themen/ernaehrung/oesterreichische-ernaehrungspyramide/

Ahrens, C. & Ahrens, L. (2014). *Leadership-Food - 10 Gebote für effektive und führungstaugliche Ernährung*. Springer Gabler.

Büttner, S. M. (2013). Regionen und Regionalismus. In *Handwörterbuch zur Gesellschaft Deutschlands* (S. 676–688). Springer VS. http://link.springer.com/chapter/10.1007/978-3-531-18929-1_46

DGE. (2021). *Ernährungskreis*. https://www.dge.de/ernaehrungspraxis/vollwertige-ernaehrung/ernaehrungskreis/?L=0#

Dorner, M. (17. Oktober 2020). Regionale Lebensmittel – Wie nah geht essen? Ein Selbstexperiment. *Red Bull Media House / carpe diem Magazin*. https://www.carpediem.life/27727/regionale-lebensmittel/

Dörrer, K. (14. Dezember 2016). *Wie ich eine Woche mit nur lokalem Essen überlebte | DW | 14.12.2016*. Deutsche Welle (www.dw.com). https://www.dw.com/de/wie-ich-eine-woche-mit-nur-lokalem-essen-%C3%BCberlebte/a-36766708

Der Duden: Sprach sagt alles. (2021). https://www.duden.de/

Elmadfa, I. (2015). *Ernährungslehre* (3. Aufl.). *Utb-studi-e-book: Bd. 2509*. UTB GmbH; Ulmer. http://www.utb-studi-e-book.de/9783838542409

Ermann, U. (2005). *Regionalprodukte: Vernetzungen und Grenzziehungen bei der Regionalisierung von Nahrungsmitteln*. Zugl.: Erlangen-Nürnberg, Univ., Diss., 2003. *Sozialgeographische Bibliothek: Bd. 3*. Steiner. http://resolver.obvsg.at/urn:nbn:at:at-ubg:3-1317

Ermann, U. (2006). *Aus der Region - für die Region? Regionales Wirtschaften als Strategie zur Entwicklung ländlicher Räume*.

Ermann, U., Langthaler, E., Penker, M. & Schermer, M. (2018). *Agro-Food Studies.: Eine Einführung. utb Agrarwissenschaft, Forstwissenschaft, Geographie, Geschichte, Soziologie*. Böhlau Verlag.

GEO.de (13. April 2021). Saisonkalender April: Obst und Gemüse. *geo.de*. https://www.geo.de/natur/nachhaltig-keit/15991-rtkl-saisonkalender-dieses-obst-und-gemuese-hat-saison-im-april

Gerges, M. (2018). *Als die Kühe aus Wien verschwanden*. https://wien.orf.at/v2/news/stories/2937271/

Kirchdorfer, L. M. (2016). *Regionale Ernährung im Selbstversuch: Motive, Barrieren und Erfahrungen aus Salzburg und der Steiermark* [, Wien]. Wien, Universität für Bodenkultur. https://resolver.obvsg.at/urn:nbn:at:at-ubbw:1-20865

Kommunikationsplattform VerbraucherInnengesundheit. (2020). *Kennzeichnung von Bio-Lebensmitteln - KVG*. https://www.verbrauchergesundheit.gv.at/lebensmittel/bio/bio_kennzeichnung.html

Landesverband für Bienenzucht in Wien. (2021). *Landesverband Wissenswertes*. https://imkerschule-wien.at/im-ker-landesverband-fuer-bienenzucht-in-wien/

Landwirtschaftskammer Steiermark. (2020). *Die steirische Landwirtschaft in Zahlen*. Landeskammer für Land- und Forstwirtschaft Steiermark.

LK Online. (13. März 2020). *Titschenbacher: Bauern tun alles, um Bevölkerung sicher mit Lebensmitteln zu versorgen | Landwirtschaftskammer - Aktuelles*. https://stmk.lko.at/titschenbacher-bauern-tun-alles-um-bev%C3%B6lkerung-sicher-mit-lebensmitteln-zu-versorgen+2500+3186740

Manner. (2021). *Produktinformationen Manner*. https://www.manner.com/de-AT/faq/produktinformationen

McKinsey Global Institute (7. August 2020). COVID-19 zeigt Schwachstellen bei globalen Lieferketten auf und macht Widerstandsfähigkeit zum wichtigsten Thema. APA. https://www.ots.at/presseaussendung/OTS_20200807_OTS0110/covid-19-zeigt-schwachstellen-bei-globalen-lieferketten-auf-und-macht-widerstandsfaehigkeit-zum-wichtigsten-thema

Mohr, M. (2. Dezember 2019). Statistiken zu Österreichs Bundesländern im Vergleich. *Statista*. https://de.statista.com/themen/4991/oesterreichs-bundeslaender-im-vergleich/

Neal, L. (2018). *Kann man sich rein regional ernähren?* https://www.fluter.de/regionale-ernaehrung-in-der-stadt

Neissl, R. (2020). *Grüner Bericht 2020: Die Situation der österreichischen Land- und Forstwirtschaft*. Ministerium. https://gruenerbericht.at/cm4/jdownload/download/2-gr-bericht-terreich/2167-gb2020

NetDoktor GmbH. (16. April 2021). *Wie Salz auf unsere Gesundheit wirkt*. https://www.netdoktor.at/gesundheit/naturmedizin_alpenkraeuter/wie-salz-auf-unsere-gesundheit-wirkt-6860624

ÖGE - Österreichische Gesellschaft für Ernährung. (2021). *Richtlinien für eine ausgewogene Ernährung: Grundlagen der Ernährung*. https://www.oege.at/index.php/bildung-information/empfehlungen/allgemeine-empfehlungen/2-uncategorised/1127-empfehlungen-richtlinien-ernaehrung

ORF (17. Januar 2020). Landwirtschaft: Reis aus der Steiermark. *ORF.at*. https://steiermark.orf.at/stories/3029548/

Roberts, S. (2012). The reception of my self-experimentation. *Journal of business research : JBR*, *65*(7), 1060–1066.

Stadt Wien. (2010). *Wiener Stadt-Landwirtschaft - Regionale Lebensmittel und Betriebe*. https://www.wien.gv.at/umwelt/natuerlich/landwirtschaft/

Statistik Austria. (2019). *Kuhmilcherzeugung und -verwendung 2019*. http://www.statistik.at/web_de/statistiken/wirtschaft/land_und_forstwirtschaft/viehbestand_tierische_erzeugung/milch/023277.html

Statistik Austria. (2020). *NUTS-Einheiten*. https://www.statistik.at/web_de/klassifikationen/regionale_gliederungen/nuts_einheiten/index.html

Stranig, A. (30. April 2017). Trend: Hühner im eigenen Garten oder am Balkon. *DER STANDARD*. https://www.derstandard.at/story/2000056709671/trend-huehner-im-eigenen-garten-oder-am-balkon

Der Weg des Wiener Wassers in die Stadt. (2011). https://www.wien.gv.at/wienwasser/versorgung/weg/

Wikipedia (Hg.). (2021a). *Aquaponik*. https://de.wikipedia.org/w/index.php?title=Aquaponik&oldid=209377374

Wikipedia (Hg.). (2021b). *Verjus*. https://de.wikipedia.org/w/index.php?title=Verjus&oldid=210769229

Zajak, S. (2018). Engagiert, politisch, präfigurativ: Das Selbstexperiment als transformative Bewegungsforschung. *Forschungsjournal Soziale Bewegungen : Analysen zu Demokratie und Zivilgesellschaft*, *31*(4), 98–105.

Anhang

Bewertungsprotokolle Steiermark

Bewertungsprotokoll – Lebensmitteleinkäufe Nr: 1

Datum: 02.04.2021 — Versuchsregion: **Steiermark**

Produkt:	zurückgelegte Distanz:	Preis*[1]:	Frische und Qualität*[2]:	Herkunftskriterium*[3]:	Art des Geschäfts:
Bio-Kartoffel mehlig	5,7 km	1,20€/kg	2	va	Bio-Hofladen
Bio-Kartoffel speckig	5,7 km	1,20€/kg	2	va	Bio-Hofladen
Bio-Kürbis Hokkaido	5,7 km	5€/kg	1	wa	Bio-Hofladen
Bio-Zwiebel	5,7 km	2,60€/kg	1	va	Bio-Hofladen
Bio-Weizenmehl	5,7 km	1,80€/kg	1	va	Bio-Hofladen
Bio-Basilikumessig	5,7 km	3,40€/l	1	va	Bio-Hofladen
Bio-Energietee	5,7 km	3,90€/20g	1	va	Bio-Hofladen
Nicht erhältlich:			Nächstmöglicher Bezug:		

Bewertungsprotokoll – Lebensmitteleinkäufe Nr: 2

Datum: 02.04.2021 — Versuchsregion: **Steiermark**

Produkt:	zurückgelegte Distanz:	Preis*[1]:	Frische und Qualität*[2]:	Herkunftskriterium*[3]:	Art des Geschäfts:
Heumilch Fruchtjoghurt	15,3 km	1,09€/250g	1	wa	Spar/Regionalregal
Butter	15,3 km	2,09€/250g	1	va	Spar/Regionalregal
Weizengries	15,3 km	0,99€/kg	1	en	Spar/Regionalregal
Steirerreis	15,3 km	12,98€/kg	1	va	Spar/Regionalregal
Heumilch Naturjoghurt	15,3 km	0,97€/250g	1	va	Spar/Regionalregal
Bunte Nudeln	15,3 km	2,99€/250g	1	en	Spar/Regionalregal
Steirernudeln	15,3 km	2,99€/250g	1	en	Spar/Regionalregal
Tomaten	15,3 km	2,79€/350g	2	va	Spar/Regionalregal
Nicht erhältlich:			Nächstmöglicher Bezug:		

Bewertungsprotokoll – Lebensmitteleinkäufe Nr: 3/4

Datum: 07.04.2021 — Versuchsregion: **Steiermark**

Produkt:	zurückgelegte Distanz:	Preis*[1]:	Frische und Qualität*[2]:	Herkunftskriterium*[3]:	Art des Geschäfts:
Kartoffeln regional	15 km	1,16€/kg	1	va	Billa
Schlagobers	15 km	1,35€/250ml	1	wa	Billa
Sauerrahm	15 km	0,99€/250ml	1	wa	Billa
Steirische Käferbohnen	15 km	2,49€/400g	1	va	Billa
Steirisches Popcorn	15 km	1,79€/80g	1	va	Billa
Gösser Naturradler	15 km	1,06€/330ml	1	en	Billa
Div. Käsesorten	15,6 km	10,90€/kg	1	wa	Obersteirische Molkerei
Käsesuppe	15,6 km	2,99€/250g	1	wa	Obersteirische Molkerei
Vollmilch	15,6 km	1,38€/l	1	wa	Obersteirische Molkerei
Nicht erhältlich:			Nächstmöglicher Bezug:		

Bewertungsprotokoll – Lebensmitteleinkäufe Nr: 5

Datum: 07.04.2021			Versuchsregion: **Steiermark**			
Produkt:	**zurückgelegte Distanz:**	**Preis*[1]:**	**Frische und Qualität*[2]:**	**Herkunftskriterium*[3]:**		**Art des Geschäfts:**
Leinöl	17,5 km	6,79€/250ml	1		vw	Billa Plus / Regionalregal
Heumilch Fruchtjoghurt	17,5 km	2,18€/250ml	1		vw	Billa Plus / Regionalregal
Steirische Äpfel	17,5 km	1,69€/kg	1		vw	Billa Plus / Regionalregal
Grazer Krauthäuptel	17,5 km	1,99€/Stück	4		vw	Billa Plus / Regionalregal
Nicht erhältlich:	Bratöl, z.B. Rapsöl oder Sonnenblumenöl			**Nächstmöglicher Bezug:**		

Bewertungsprotokoll – Lebensmitteleinkäufe Nr: 6/7

Datum: 09.04.2021			Versuchsregion: **Steiermark**		
Produkt:	**zurückgelegte Distanz:**	**Preis*[1]:**	**Frische und Qualität*[2]:**	**Herkunftskriterium*[3]:**	**Art des Geschäfts:**
Freilandeier	12,7 km	0,33€/Stück	1	vw	Hofladen
Weißkraut	12,7 km	1,90€/kg	1	vw	Hofladen
Pikante Gurkensticks	12,7 km	5,90€/kg	1	vw	Hofladen
Knoblauch	12,7 km	9,50€/kg	1	vw	Hofladen
Karottenapfelsaft	12,7 km	2,80€/l	1	vw	Hofladen
Bio-Tomatensauce	5,7 km	10,40€/l	1	vw	Bio-Hofladen
Bio-Frucht Joghurt	5,7 km	2,70€/250ml	1	vw	Bio-Hofladen
Nicht erhältlich:				**Nächstmöglicher Bezug:**	

Bewertungsprotokoll – Lebensmitteleinkäufe Nr: 8/9

Datum: 09.04.2021			Versuchsregion: **Steiermark**		
Produkt:	**zurückgelegte Distanz:**	**Preis*[1]:**	**Frische und Qualität*[2]:**	**Herkunftskriterium*[3]:**	**Art des Geschäfts:**
Suppenwürze	17,5 km	19,98€/kg	1	en	Billa Plus / Regionalregal
Grazer Krauthäuptel	17,5 km	1,99€/Stück	2	vw	Billa Plus / Regionalregal
Steirische Campanelle	17,5 km	8,38€/kg	1	en	Billa Plus / Regionalregal
Bio Müsli Knusper	17,5 km	13,31€/kg	1	en	Billa Plus / Regionalregal
Brot	6 km	3,50€/kg	1	en	Bäckerei
Nicht erhältlich:				**Nächstmöglicher Bezug:**	

Bewertungsprotokoll – Lebensmitteleinkäufe Nr: 10/11						
Datum: 10.04.2021				Versuchsregion: Steiermark		
Produkt:	zurückgelegte Distanz:	Preis*[1]:	Frische und Qualität*[2]:	Herkunftskriterium*[3]:	Art des Geschäfts:
Faschiertes	18,2 km	8,90€/kg	1	ya	Fleischerei
Kaiserteil	18,2 km	9,99€/kg	1	ya	Fleischerei
Karree	18,2 km	9,99€/kg	1	ya	Fleischerei
Sellerie	15,4 km	4€/kg	1	ya	Bauernmarkt
Krauthäuptel	15,4 km	2,80€/Stück	1	ya	Bauernmarkt
Radieschen	15,4 km	2,50€/Bund	1	ya	Bauernmarkt
Nicht erhältlich:			Nächstmöglicher Bezug:		

Bewertungsprotokoll – Lebensmitteleinkäufe Nr: Lebensmittel, die bereits zuhause waren						
Datum: 10.04.2021				Versuchsregion: Steiermark		
Produkt:	zurückgelegte Distanz:	Preis*[1]:	Frische und Qualität*[2]:	Herkunftskriterium*[3]:	Art des Geschäfts:
Traubensaft	0 km/wird zugestellt	3€/l	1	ya	Weinbauer
Honig	0 km/wird zugestellt	13€/kg	1	ya	Direktvermarkter
Brot	6 km	3,50€/kg	1	en	Bäckerei
Kürbiskernöl	6,2 km	16€/kg	1	ya	Direktvermarkter
Nicht erhältlich:			Nächstmöglicher Bezug:		

22

Bewertungsprotokolle Wien

Datum: 05.04.2021			Versuchsregion: Wien		
Produkt:	zurückgelegte Distanz:	Preis*¹:	Frische und Qualität*²:	Herkunftskriterium*³:	Art des Geschäfts:
Apfel/karotensaft	} 41,6 km	2,90	1	vollst. nv	Automat vom
Eier (10 Stk)		3,90	1	vollst. nv	Hofladen
Apfel Chips		2,80	2	vollst. nv	Schattenobst
Brot vom Vortag (1b)	} 5 km	2,00	3	eingeschr. nv	Automat Bäckerei
Weckerl vom Vortag (2)		1,00	3	— " —	Felbel
Bärlauch	10 km	0,00	1	vollst. nv	Wald
Nicht erhältlich:			Nächstmöglicher Bezug:		

Leitfragen:
- Wie stark war ich in meinem Ernährungsverhalten in dieser Woche eingeschränkt?
- Inwiefern haben sich meine Einkaufgewohnheiten in dieser Woche verändert?
- Welche Probleme haben sich bezüglich der Nachvollziehbarkeit der Herkunft ergeben?

ad*¹: Preis pro Einheit; z.B. g, kg, l,...
ad*²: Bewertung nach Schulnotensystem 1-5
ad*³: Bewertung der Nachvollziehbarkeit der Herkunft in vollständig nachvollziehbar, weitgehend nachvollziehbar und eingeschränkt nachvollziehbar

Datum: 06.04.2021			Versuchsregion: WIEN		
Produkt:	zurückgelegte Distanz:	Preis*¹:	Frische und Qualität*²:	Herkunftskriterium*³:	Art des Geschäfts:
Nudeln (500g)	0,7 km	4,00	1	weitgehend nv	Genussmanufaktur
Flecherl (500g)	— " —	4,00	1	— " —	(lokaler Produzent)
Kresse	0,0 km	0,00	1	vollst. nv.	Eigenanbau
Honig (250g)	10,1 km	11,90	1	vollst. nv.	Bio Imkerei
Nicht erhältlich: Mehl aus Wien			Nächstmöglicher Bezug: Schwechat (650m außerhalb)		

Leitfragen:
- Wie stark war ich in meinem Ernährungsverhalten in dieser Woche eingeschränkt?
- Inwiefern haben sich meine Einkaufgewohnheiten in dieser Woche verändert?
- Welche Probleme haben sich bezüglich der Nachvollziehbarkeit der Herkunft ergeben?

ad*¹: Preis pro Einheit; z.B. g, kg, l,...
ad*²: Bewertung nach Schulnotensystem 1-5
ad*³: Bewertung der Nachvollziehbarkeit der Herkunft in vollständig nachvollziehbar, weitgehend nachvollziehbar und eingeschränkt nachvollziehbar

Bewertungsprotokoll – Lebensmitteleinkäufe Nr: 3

Datum: 07 04 2021			Versuchsregion: WIEN		
Produkt:	zurückgelegte Distanz:	Preis*¹:	Frische und Qualität*²:	Herkunftskriterium*¹:	Art des Geschäfts:
Tomaten (0,6 kg)		4,86	1	vollst.	Hofladen
Salat		1,40	1	vollst.	Gärtnerei
Schnittlauch		1,50	1	vollst.	Ganger
Birnen (0,7 kg)		2,99	1	vollst.	
Äpfel (1 kg)	51,2 km	2,40	2	vollst.	
Salatquiche		1,30	1	— " —	
Helsfilet		5,80	1	— " —	Hofladen
Ketchup (280g)		3,50	1	~~vollst.~~ weitgehend n.	blün
Apfelessig		4,90	1	— " —	
Wels geräubert		7,50	1	— " —	
Nicht erhältlich: Milch / Joghurt			Nächstmöglicher Bezug:	Laab im Walde (1,7 km außerhalb)	

Leitfragen:
- Wie stark war ich in meinem Ernährungsverhalten in dieser Woche eingeschränkt?
- Inwiefern haben sich meine Einkaufgewohnheiten in dieser Woche verändert?
- Welche Probleme haben sich bezüglich der Nachvollziehbarkeit der Herkunft ergeben?

ad*¹: Preis pro Einheit; z.B. g, kg, l...
ad*²: Bewertung nach Schulnotensystem 1-5
ad*³: Bewertung der Nachvollziehbarkeit der Herkunft in vollständig nachvollziehbar, weitgehend nachvollziehbar und eingeschränkt nachvollziehbar

Bewertungsprotokoll – Lebensmitteleinkäufe Nr: 4

Datum: 08 04 2021			Versuchsregion: WIEN		
Produkt:	zurückgelegte Distanz:	Preis*¹:	Frische und Qualität*²:	Herkunftskriterium*¹:	Art des Geschäfts:
Gemüse Kiste Frühling		19,00	1	vollst.	
Suppengemüse		3,99	1	vollst.	
Pilzanfstrich	kh. 0,00	4,49	2	weitgehend	markta
Verjus	Lieferant: ???	4,99	2	weitgehend	Lieferservice
Brot (Bäckerei Öfferl)		5,89	2	weitgehend	
Liefergebühr		5,90			
Faschiertes		2,20	1	weitgehend	Lohak
Schweinefilet	1,6 km	10,32	1	weitgehend	Fleischerei
Schinken (Bio)		5,81	1	weitgehend	
Nicht erhältlich:					

Leitfragen:
- Wie stark war ich in meinem Ernährungsverhalten in dieser Woche eingeschränkt?
- Inwiefern haben sich meine Einkaufgewohnheiten in dieser Woche verändert?
- Welche Probleme haben sich bezüglich der Nachvollziehbarkeit der Herkunft ergeben?

ad*¹: Preis pro Einheit; z.B. g, kg, l...
ad*²: Bewertung nach Schulnotensystem 1-5
ad*³: Bewertung der Nachvollziehbarkeit der Herkunft in vollständig nachvollziehbar, weitgehend nachvollziehbar und eingeschränkt nachvollziehbar

Bewertungsprotokoll – Lebensmitteleinkäufe Nr: **5**					
Datum: 09.04. 2021			Versuchsregion: WIEN		
Produkt:	**zurückgelegte Distanz:**	**Preis*¹:**	**Frische und Qualität*²:**	**Herkunftskriterium*³:**	**Art des Geschäfts:**
Sonnenblumenöl	} 35,1 km	9.90	1	vollst.	} 24 h Hof Laden
Kürbiskernöl		16.90	1	vollst.	
Kürbiskerne		3	1	vollst.	
Nicht erhältlich:					
Leitfragen:					

Leitfragen:
- Wie stark war ich in meinem Ernährungsverhalten in dieser Woche eingeschränkt?
- Inwiefern haben sich meine Einkaufsgewohnheiten in dieser Woche verändert?
- Welche Probleme haben sich bezüglich der Nachvollziehbarkeit der Herkunft ergeben?

ad*¹: Preis pro Einheit; z.B. g, kg, l,...
ad*²: Bewertung nach Schulnotensystem 1-5
ad*³: Bewertung der Nachvollziehbarkeit der Herkunft in vollständig nachvollziehbar, weitgehend nachvollziehbar und eingeschränkt nachvollziehbar

Bezugsquellen Steiermark

Murtaler Bauernkraft
Biobauernhof Edlinger
Moarweg 5,
8733 St. Marein-Feistritz

Obersteirische Molkerei eGen
Hautzenbichlstraße 1,
8720 Knittelfeld

Hofladen Burgi Herk
Hofladenweg 1,
8723 Kobenz

Bäckerei Konditorei Gruber KG
Hauptstraße 14,
8714 Kraubath

Gemüsehof Reitzer
Wöbling 33,
8075 Lassnitzhöhe

Barbara Kammerhofer eU
Logistik für Fleisch/Wurstwaren
Gaalerstraße 93,
8720 Knittelfeld

Andrea Egger
Mitterfeld 1,
8733 St.Marein-Feistritz

Imker Heinrich Andrä
Mantrach 15,
8452 Großklein

Billa Plus
Kärntnerstraße 75,
8720 Knittelfeld

Billa
Wienerstraße 18,
8720 Knittelfeld

Spar
Landforst Lagerhaus & CoKG
Genossenschaftsweg 1,
8723 Kobenz

Bezugsquellen Wien

Gutsverwaltung des Schottenstifts
Breitenleerstraße 247,
1220 Wien

Felzl GmbH
Schottenfeldgasse 88,
1070 Wien

Stadtwanderweg 4a - Wilhelminenberg
1160 Wien

Genusss-Manufaktur Bruckner KG
Yppenplatz 8,
1160 Wien

SUMMEREI Bio Honig aus Wien
Rechte Wienzeile 51/17,
1050 Wien

GÄRTNEREI GANGER WIEN
Aspernstr. 15-21,
1220 Wien

blün GmbH
Schafflerhofstraße 156
1220 Wien

markta GmbH
Julius-Tandler-Platz 7/11,
1090 Wien

"Gissinger" Schinken-, Wurst- und Fleischspezialitäten GmbH
Ottakringer Straße 140,
1160 Wien

Prentlhof – Biologische Landwirtschaft
Klederinger Straße 169,
1100 Wien

Billa Plus
Geblergasse 73-75,
1170 Wien

Interspar Hypermarkt
Sandleitengasse 15-17,
1160 Wien

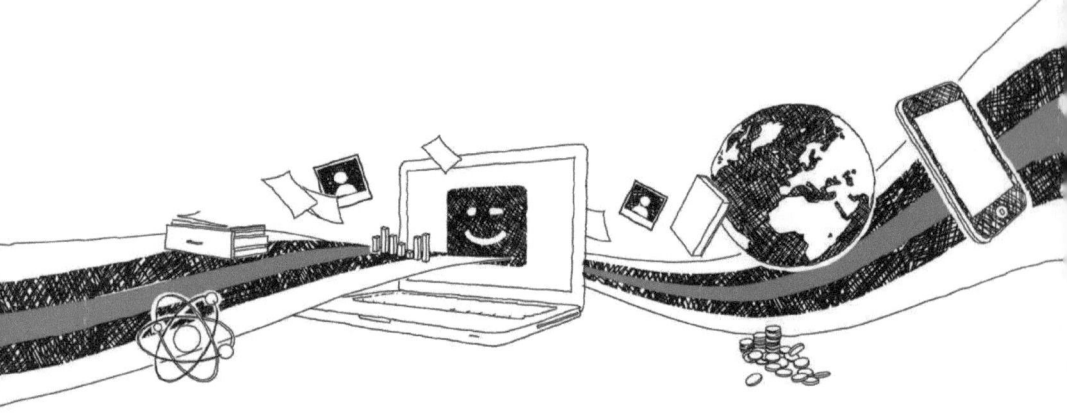
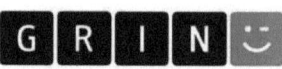